# CONTRIBUTION A L'ÉTUDE

DE LA

# PARALYSIE FACIALE TARDIVE

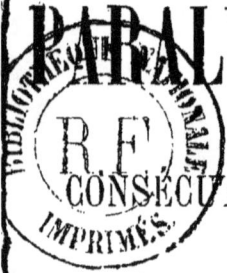

## CONSÉCUTIVE AUX TRAUMATISMES DU CRANE

PAR

## P. STEPHANOFF

DOCTEUR EN MÉDECINE

MONTPELLIER
IMPRIMERIE DELORD-BOEHM ET MARTIAL
Éditeurs du Nouveau Montpellier médical
—
1900

55

A LA MÉMOIRE DE MON PÈRE

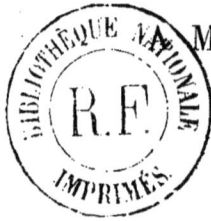

A MA MÈRE

A MES FRÈRES ET SŒURS

A MES ONCLES

Le Commandant P. Tzekleff et Tzvetko Tzekleff

A TOUS MES PARENTS

P. Stephanoff.

A MON PRÉSIDENT DE THÈSE

Monsieur le Professeur TÉDENAT

P. STEPHANOFF.

# AVANT-PROPOS

Réunir aux observations que nous devons à l'obligeance extrême de M. le professeur Tédenat toutes celles qui ont été publiées sur la paralysie faciale tardive consécutive aux traumatismes du crâne et tirer d'elles non seulement la symptomatologie de cette paralysie, mais sa pathogénie et sa valeur séméiologique, tel a été le but de notre travail.

Nous avons surtout cherché à développer les chapitres de la pathogénie et de la valeur séméiologique de la paralysie faciale tardive, qui ont, il nous semble, un réel intérêt clinique. Nous nous sommes appliqué à rendre notre travail le plus complet possible, mais nous ne nous dissimulons pas qu'il reste peut-être des lacunes à combler.

Au moment de quitter la terre de France, qui nous a offert une si large et si généreuse hospitalité, il nous reste un devoir bien agréable à remplir. Nous profitons de cette occasion si solennelle pour nous, pour adresser publiquement nos remerciements à tous nos maîtres de la Faculté de Médecine de Montpellier, qui nous ont guidé et instruit par leur enseignement si profond et si éclairé. Nous n'oublierons pas dans notre pays ce que nous devons à cette Faculté dont le renom, si répandu chez nous, nous a fait accourir pour qu'un peu de sa science vienne nous aider dans notre carrière.

Nous prions M. le professeur Tédenat, qui nous a suggéré le sujet et qui a bien voulu accepter la présidence de notre thèse, de vouloir bien recevoir l'hommage de notre profond respect et de notre reconnaissance.

# CONTRIBUTION A L'ÉTUDE

DE LA

# PARALYSIE FACIALE TARDIVE

## CONSÉCUTIVE AUX TRAUMATISMES DU CRANE

## HISTORIQUE

La paralysie faciale est connue depuis la plus haute antiquité. Hippocrate, Galien, Arétée, en parlent, en effet, mais sans grande exactitude. Il faut arriver jusqu'aux seizième et dix-septième siècles avec Vésale, Fallope, Willis, pour trouver des descriptions sérieuses de la paralysie faciale.

Ch. Bell [1] mit en relief, par de mémorables expériences, l'action motrice du facial et décrivit magistralement la paralysie faciale  Aussi, Graves, de Dublin, a-t-il proposé de l'appeler la paralysie de Bell.

La première observation faisant mention de la paralysie faciale consécutive à un traumatisme du crâne (fracture de

[1] Ch. Bell. The nervous system of the human body, 1821.

la base du crâne) date de 1829 ; elle a été publiée dans *London medical gazette*, t. III, p. 788, et reproduite plus tard par Aran[1].

Ce dernier n'a décrit que la paralysie faciale survenant immédiatement après le traumatisme ; il ne fait aucune allusion à la paralysie faciale tardive, qui survient quelques jours après le traumatisme. Cette dernière n'a été mentionnée pour la première fois que beaucoup plus tard, par Chauvel, dans sa thèse datant de 1864. « Quant aux paralysies consécutives aux fractures du crâne, dit Chavel, elles sont assez fréquentes : nous avons vu deux fois celle du nerf optique, une fois celle du moteur oculaire externe, cinq fois celle du nerf facial. Nous ferons remarquer relativement à cette dernière qu'elle survient tantôt brusquement, lors de l'accident, et *tantôt graduellement, de sorte qu'elle n'est complète qu'au bout de plusieurs jours.* »

C'est bien de la paralysie faciale tardive qui survient graduellement et quelques jours après l'accident que Chauvel parle : En effet, la plus ancienne observation de paralysie faciale tardive que nous avons pu trouver est publiée dans sa thèse[2].

Des observations de paralysie faciale tardive ont été publiées aussi dans les thèses de Parizot (1866), Vérité (1867), Le Diberder (1869) ; ces deux derniers auteurs cherchent même à expliquer la pathogénie de cette paralysie.

Deleau, Roche, Trœltsch et plus récemment Tilman, ont mis en lumière ce fait qu'un individu qui souffre d'une otite moyenne légère, est exposé à être atteint d'une paralysie faciale ; Triquet, Toynbee, Duplay, ont rapporté plusieurs exemples de paralysie faciale d'origine auriculaire. Il ne

[1] Aran. Recherches sur les fractures de la base du crâne. Arch. gén. de méd., 4 série, tome VI, 1844.

[2] Chauvel. Essai sur les fractures du crâne. th. de Paris. 1864.

s'agit pas dans ce cas des lésions destructives graves avec altérations osseuses, telles que la carie du rocher, si commune chez les tuberculeux, et dans lesquelles la complication névritique, est de notion vulgaire.

C'est Duplay qui a montré les relations qui existent entre certains traumatismes du crâne et la paralysie faciale tardive. En 1876, il a fait publier une de ses leçons [1] dans laquelle il parle des paralysies faciales qui surviennent quelques jours après les traumatismes du crâne, mais le point principal sur lequel il insiste, c'est que cette paralysie n'est nullement due, le plus souvent, à une fracture du rocher, mais à l'otite moyenne suppurée qui succède à la rupture de la membrane du tympan consécutive au traumatisme. « Les rapports du nerf facial, dans son passage à travers l'aqueduc de Fallope, avec la paroi de la caisse, permettent de comprendre la facile transmission de l'inflammation de la muqueuse tympanique au tronc nerveux lui-même. »

Le premier travail qui s'occupe exclusivement de la paralysie faciale tardive est le mémoire de Demoulin [2].

Les principaux points que l'auteur veut mettre en évidence sont que, dans les fractures du rocher, la paralysie faciale peut apparaître tardivement, qu'elle est due au gonflement du périoste de l'aqueduc de Fallope, et qu'elle est un symptôme pathognomonique de la fracture du rocher.

---

[1] Duplay. Valeur séméiologique de l'otorragie et de certains symptômes considérés comme pathognomiques de la fracture du rocher. Progrès Méd., n° 45, 1876.

[2] Demoulin. De la paralysie faciale tardive dans les fractures du rocher. Gazette Méd. de Paris, 1888.

# SYMPTOMES

La paralysie faciale tardive apparaît ordinairement vers le cinquième jour après le traumatisme, on l'a vue se manifester beaucoup plus tôt, au deuxième jour qui suit le traumatisme, ou plus tard jusqu'au huitième jour.

Elle n'apparaît pas brusquement, son apparition, au contraire, est graduelle : les symptômes, peu accusés le premier jour, s'accentuent pendant les deux ou trois jours qui suivent. Elle persiste un certain temps, et, vers le quinzième jour ordinairement, elle commence à rétrocéder pour disparaître complètement vers la fin de la quatrième semaine.

La paralysie faciale tardive présente tous les symptômes de la paralysie périphérique décrits dans les classiques. « Le nerf facial étant le nerf qui préside à la mimique de la face, toute expression est abolie du côté paralysé. Les muscles du côté sain attirant à eux le côté paralysé, il en résulte une déviation des traits et une déformation du visage. Quand on regarde en face un individu atteint d'hémiplégie faciale, le côté paralysé a l'air de se présenter en avant, comme s'il était mis en saillie par le côté sain qui se cache derrière lui. Le côté paralysé est immobile et offre un étrange contraste avec l'animation de l'autre côté

du visage ; les muscles ne se contractent plus, le muscle
frontal n'exprime plus l'attention, le muscle pyramidal n'an-
nonce plus l'agression, le muscle sourcilier n'exprime
plus la souffrance, le grand zygomatique ne donne plus signe
de joie, les élévateurs de l'aile du nez, de la lèvre supérieure
et le petit zygomatique ne peuvent plus peindre la tristesse
et le pleurer ; la peau du front est lisse et les rides s'effacent
du côté paralysé [1] ».

L'absence de spasmes musculaires, de mouvements convulsifs, de contractures et de troubles trophiques constitue
les faits très importants, d'après Demoulin, au point de vue
de la pathogénie de cette variété de paralysie faciale.

« Dans la paralysie faciale tardive, dit Demoulin, la contractilité électrique paraît avoir conservé toute son intégrité,
et c'est encore ce qui la distingue essentiellement de la paralysie faciale de cause névritique. »

De côté des organes des sens, on observe les troubles suivants : à la suite de la paralysie de l'orbiculaire, l'œil du côté
paralysé paraît plus grand et plus largement ouvert ; son
occlusion complète est impossible ; le clignement est gêné, la
paupière inférieure est légèrement renversée et présente un
commencement d'ectropion, le muscle de Horner, qui assure
l'action des points lacrymaux, n'agit plus et l'écoulement
des larmes est modifié ; on peut voir apparaître la conjonc-
tivite, la kératite et l'épiphora Le bout du nez est légèrement dévié vers le côté sain, mais cette déviation ne paraît
pas gêner l'olfaction. La parole et la mastication sont trou-
blées.

La sensibilité gustative du tiers postérieur de la langue
du côté paralysé, sous la dépendance du glosso-pharyngien,
persiste intacte, elle est abolie au contraire dans les deux
tiers antérieurs de la moitié paralysée.

[1] Dieulafoy. Pathol., t. II.

Dans la plupart des observations nous trouvons : surdité complète ou dureté de l'ouïe du côté paralysé, nous n'avons point trouvé mentionné qu'il y ait eu exagération de l'ouïe. De la diplopie, des vertiges et des bourdonnements sont notés dans certaines observations. Dans un fait qui nous a été communiqué par M. Tédenat, la diplopie et la paralysie du facial disparurent au bout de 5 et 7 semaines, mais des vertiges persistèrent pendant cinq mois. Dépendaient-ils de lésions du nerf acoustique ? La diplopie tient à des lésions des nerfs moteurs de l'œil.

### Première Observation
(Personnelle).

Recueillie dans le service de M. le professeur Tédenat
Chute sur la partie postérieure de la tête. — Paralysie faciale tardive (8 jours après l'accident).

V... Louis, homme de peine, âgé de 45 ans, entre dans le service de M. le professeur Tédenat, le 3 septembre 1900.

Pendant la journée, il tombe d'une hauteur de 3 mètres. La tête porte sur la région occipitale. A la syncope succéde un état de stupeur qui fait soupçonner à M. le docteur Leenhardt, qui a vu le malade immédiatement après l'accident, une lésion des plus graves et plus particulièrement la fracture du rocher, étant donné le sang qui s'écoulait par l'oreille droite et par le nez du malade. A la suite de cette constatation, M. le Dr Leenhardt conseilla vivement au blessé d'entrer à l'hôpital.

Le 4 septembre, à la visite du matin, le malade continue à être dans un état de stupeur très marqué ; il répond très évasivement aux questions qui lui sont posées. En examinant avec soin le malade, on trouve à la région occipitale un hématome assez étendu et une ecchymose à la région dorsale. On n'aperçoit point d'enfoncement au niveau où la tête a porté. Les mouvements et la sensibilité des membres sont parfaitement conservés, il n'y a ni paralysie ni même affaiblissement. Rien du côté des muscles de la face. L'écoulement sanguin de l'oreille droite continue.

Le malade se plaint de douleurs dans les oreilles, il est atteint d'une surdité très marquée des deux côtés. M. le professeur agrégé L. Imbert pose le diagnostic de fracture de la base du crâne.

Le 5 septembre, le malade est couché sur sa face, prétendant que cette position lui est moins douloureuse. L'otorrhagie est moins considérable, le malade continue à souffrir de ces oreilles.

Le 6 septembre, l'écoulement du sang par l'oreille a cessé complètement, il n'a pas été remplacé par l'écoulement d'autre liquide.

Le 11 septembre (huit jours après l'accident), M. Martin, l'interne de service, en faisant sa contre-visite de l'après-midi, s'aperçoit que la face du malade n'est pas symétrique. Le lendemain, en examinant le malade, nous trouvons :

La figure du malade est asymétrique. Le sourcil gauche est abaissé et les plis du front sont plus prononcés à droite qu'à gauche, l'orbiculaire gauche étant paralysé, le malade ne peut recouvrir complètement le globe oculaire de ce côté ; les saillies musculaires du côté gauche sont effacées ; l'extrémité du nez est un peu déviée à droite, les deux narines sont inégales comme forme et comme dimension. La commissure labiale droite est fortement attirée en haut et à droite ; le malade ne peut ni siffler ni souffler. La langue et la luette ne paraissent pas déviées.

Le 15 septembre, le malade nous dit qu'il a des bourdonnements d'oreille des deux côtés ; la paralysie faciale n'a pas changé.

A partir du 20 septembre, le malade commence à fermer son œil, sa paralysie faciale s'améliore, il est soumis à partir du 25 septembre à des séances d'électricité.

Le malade sort de l'hôpital le 6 octobre avec dureté de l'ouïe des deux côtés et paralysie faciale presque disparue.

## Observation II
### (Prof. Tédenat)

Chute sur le crâne et contusion du crâne. — Otorrhagie abondante gauche. — Epistaxis. — Ecchymoses sous-conjonctivale. — Paralysie du facial gauche survenant le sixième jour pour disparaître le 32e jour.

Er. Desp..., âgé de 5 ans, sans antécédents morbides, fut victime. le 3 avril 1899, de l'accident suivant : Le jeune D... était entré dans

un bassin depuis longtemps vide avec un de ses camarades, âgé de
11 ans. Tous les deux grimpèrent sur une colonne haute de deux
mètres et surmontée d'une statue en bronze, du poids de 50 kilog.
environ, qui fournissait l'eau. Le jeune D... tomba à la renverse,
accompagné par la statue qui, rebondissant, vint le frapper à la région
pariétale gauche. L'enfant fut relevé sans connaissance. Le docteur
Despetis, chez qui il était en séjour, constata : épistaxis, hémorragie
abondante par l'oreille, coma, stertor... Quand M. Tédenat vit le
malade, 6 heures après l'accident, l'otorrhagie continuait, stertor,
flaccidité des membres, pupilles très dilatées, réagissant mal à la
lumière, sans déviation des globes oculaires. Aucun signe de paralysie faciale.

La pression sur la région de la mastoïde permit aux docteurs Despetis et Tédenat de constater une ligne d'exquise douleur allant du
bord supérieur du pariétal presque verticalement vers la région pétro-
mastoïdienne.

Il y avait eu double traumatisme : 1° chute sur l'occipital ; 2° contusion de la région pariétale gauche par la statue.

Glace sur la tête, lavement purgatif, détersion du conduit auditif
plein de sang et drain de gaze iodoformée, pulvérisation antiseptique
dans les fosses nasales.

En 4 ou 5 jours, les phénomènes cérébraux, stertor, coma, disparurent ; le 5ᵉ jour, ecchymose sous-conjonctivale. Le 6ᵉ jour, paralysie
complète du facial gauche... Elle commence à diminuer vers le 20ᵉ
jour et avait disparu entièrement le 32ᵉ jour.

La guérison est restée parfaite depuis.

## Observation III
### (Prof. Tédenat)

Fracture du crâne. — Paralysie du facial survenue le 9ᵉ jour,
disparue le 34ᵉ jour.

Pierre M..., garçon d'écurie, 41 ans, entre à l'hôpital Suburbain,
salle Bouisson, le 3 juin 1898. La veille, à 10 heures du soir, cet
homme avait fait une chute à travers une trappe de 5 mètres de
hauteur. On l'avait ramassé dans le coma quelques heures après.

Hémorragie abondante par l'oreille gauche, qui dura pendant deux jours, affaiblie progressivement. Sous l'influence d'un lavement drastique, de vessies de glace sur la tête, le coma disparut après trois jours.

L'exploration directe amena à admettre une fracture irradiée de la voûte à la base dans la région moyenne.

10 juin. La montre n'est pas entendue du côté gauche, soit à distance, soit quand on l'applique sur la région mastoïdienne. Elle est entendue du côté droit.

12. Paralysie complète du facial; voile du palais flasque, luette déviée.

28. La paralysie du facial a diminué.

3 juillet. Le malade est guéri. La paralysie faciale a disparu. Il reste quelques douleurs de tête, des bourdonnements d'oreille. Le malade prend 40 gram. d'iodure de sodium.

12. Le malade quitte l'hôpital bien guéri.

## Observation IV

(Demoulin, *Gaz. Méd.* de Paris, 1888)

Traumatisme du crâne, paralysie faciale huit jours après.

D... (Eloi), cordonnier, 42 ans. Entré le 11 avril 1887, salle Sainte-Vierge, lit n° 27, service de M. le professeur Trélat.

C'est un homme de taille moyenne, bien constitué. Rien à signaler dans les antécédents héréditaires. Jamais malade. Blessé en 1870 par une balle ayant fracturé le fémur gauche.

*Pas de syphilis.* Le malade n'a jamais eu de vertiges.

Le 11 avril, vers onze heures du matin, sans cause appréciable, le malade est pris de vertige, glisse et tombe sur un trottoir.

Apporté à l'hôpital vers midi. Coma avec résolution musculaire complète. Léger écoulement sanguin par l'oreille. Plaie contuse de la région occipitale. Cette plaie a une largeur de 3 à 4 centim.; elle est oblique en haut et en avant, elle commence à un travers de doigt de la ligne médiane de l'occipital, à deux travers de doigt au-dessus de la protubérance occipitale externe.

Le lendemain 12 avril, vingt-quatre heures après l'accident, le malade revient à lui. Il se plaint d'étourdissements, de vertiges, de diplopie; sans que l'examen des muscles de l'œil révèle une paralysie de ce côté.

Du côté de l'oreille on constate une petite perforation du tympan, c'est à elle que doit être attribué le très léger écoulement sanguin par le conduit auditif externe constaté lors de l'entrée du malade à la Charité.

Les vertiges et la diplopie continuent jusqu'au 15 avril. Ce même jour, on constate la cicatrisation du tympan.

*Le mardi, 19 avril, huit jours après l'accident, on constate une légère paralysie faciale à gauche.*

Cette paralysie s'accentue le 20 et le 21 avril.

La bouche est déviée et la commissure droite est soulevée par les muscles congénères de ce côté. Dépression de l'aile gauche du nez à chaque mouvement d'inspiration. Le malade ne peut ni siffler, ni souffler ; la prononciation des labiales P,B est très difficile. A chaque mouvement respiratoire, la joue est soulevée. Préhension des aliments gênée.

L'œil gauche ne peut plus se fermer, l'orbiculaire est paralysé. La langue n'est pas déviée. Pas de troubles dans le goût ni dans la sécrétion salivaire. Rien du côté de l'ouïe. Rien du côté du voile du palais.

Pas de modification dans l'excitabilité électrique (faradique), dans les muscles paralysés.

A partir du 21 avril jusqu'au 29, c'est-à-dire pendant huit jours, malgré l'électricité, la paralysie s'amende lentement.

Les progrès sont plus sensibles jusqu'au 4 mai, époque à laquelle le malade quitte l'hôpital.

Le malade au repos ne semble plus paralysé, mais, quand il veut se servir de ses muscles, on voit qu'ils sont moins actifs que ceux du côté sain.

Le 4 mai, le malade ne peut souffler, siffler, mais l'orbiculaire gauche ne peut encore fermer l'œil complètement. Encore quelques vertiges.

Le 13 mai, je revois le malade. *La paralysie faciale a disparu,* les vertiges persistent.

## Observation V

Communiquée par le professeur Aubry, de Rennes,
publiée dans la thèse de Chauvel (1864).

Fracture unique à la voûte, multiple à la base. — Paralysie faciale tardive.

Le nommé Bourdais, âgé de 39 ans, journalier, demeurant à Cesson, entre à l'Hôtel-Dieu de Rennes, le 28 mai 1863. Le 26, il est tombé d'une voiture chargée de fumier, sur la tête et sur l'épaule gauche. Il s'est écoulé, dit-il, une grande quantité de sang par l'oreille de ce côté, et de même par le nez.

On trouve sur la bosse pariétale gauche une plaie de 1 centimètre de diamètre, au fond de laquelle on aperçoit l'os dénudé dans une petite étendue : du reste, on ne constate nulle part de saillies, ni de dépressions anormales.

L'écoulement de sang par l'oreille continue ; la paupière supérieure droite est ecchymosée ; la pupille gauche plus dilatée que la droite. L'intelligence est nette, la sensibilité et la motilité sont conservées.

29 mai. — Il y a eu de l'agitation la nuit dernière ; ce matin, au contraire, c'est de la somnolence que l'on observe. Ses réponses sont encore assez précises. Le pouls est à 60 pulsations, large, un peu irrégulier. On remarque un peu d'empâtement autour de la plaie et une nouvelle ecchymose derrière l'oreille, dans toute la hauteur de celle-ci. L'ecchymose de la paupière supérieure droite s'étend à l'inférieure ; une autre commence à l'angle interne de l'œil gauche.

L'écoulement de sang par l'oreille s'est arrêté, *mais l'impossibilité de fermer la paupière, l'abaissement de la commissure labiale, l'immobilité de la joue, tout indique une paralysie faciale de ce côté.*

30. — Etat de somnolence ; le malade se parle incessamment ; il répond aux questions qu'on lui adresse. Pouls à 68 ; douleurs dans le voisinage de la plaie, dans l'épaule et le côté de la poitrine à gauche.

Léger écoulement de sang par l'oreille ; pas de changement dans les autres symptômes. Saignée de 500 grammes ; potion avec jalap et calomel.

1er juin — On trouve du sang coagulé dans l'oreille gauche, mais pas de sang liquide, ni de sérosité sanguinolente. En faisant le

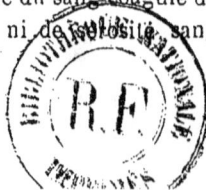

2

blessé se moucher, on ne constate pas que l'air s'échappe par le conduit auditif, mais il entend mieux de l'oreille droite. Stupeur très marquée, réponses cependant très nettes.

Pas d'appétit, soif vive ; le malade urine facilement. 72 pulsations.

2 juin. — Stupeur de plus en plus profonde. Lavement purgatif.

3 juin. — La plaie n'est pas réunie ; le stylet ne trouve plus l'os dénudé.

6 juin. — Douleur dans la tempe gauche et dans la cuisse droite, où elle est vive. Couleur jaune terreuse de la peau ; agitation. Mort.

*Autopsie.* — Les membranes du cerveau, épaissies, contiennent une grande quantité de liquide séro-purulent, surtout du côté gauche, au niveau du lobe moyen. La face interne de la dure-mère est d'une coloration jaune, uniforme ; avec le scalpel on en détache des fausses membranes. On trouve un foyer sanguin entre la dure-mère et l'écaille du temporal ; il y a aussi du sang à la base du rocher.

Nouveau foyer apoplectiforme de 3 centimètres de long ſsur 21 de profondeur à la face inférieure du lobe postérieur droit. L'arachnoïde est déchirée à ce niveau.

Quant à la fracture, elle se présente sous forme d'une fissure qui, commençant à la bosse pariétale à 11 centimètres au-dessous et en avant de la plaie, tombe sur le conduit auditif, suit la face supérieure du rocher, marche parallèlement à son grand axe, coupe le canal de Fallope et arrive au trou déchiré antérieur.

De ce point partent deux autres traits de fracture, dont l'un se dirige en avant et en dehors sur la grande aile du sphénoïde, où il se termine bientôt ; et l'autre traverse le corps du sphénoïde, se continue sur la grande aile à droite, et gagne l'extrémité externe de la tente sphénoïdale. De l'autre côté de cette fente, un quatrième trait de fracture court sur la petite aile, puis la voûte orbitaire droite, traverse la lame vrillée et se termine à la bosse orbitaire gauche.

La dissection du nerf facial, pratiquée le 23 juin, ne donne que des résultats négatifs.

## Observation VI

London hospital. — Service de M. Adams (th. Vérité).

Fracture de la portion pétrée du temporal. — Paralysie faciale tardive (5 jours
après l'accident). — Guérison.

Nicolas Haskins, 29 ans, marin, qui a perdu la jambe et le bras
du côté gauche, à la suite d'un accident arrivé il y a 12 ans environ,
entra à l'hôpital le dimanche 26 septembre, entre 9 et 10 heures, se
plaignant de s'être blessé l'épaule. A l'examen, on trouva que la
clavicule gauche était fracturée.

Pendant que M. Debenham était en train de lui appliquer le ban-
dage classique en huit de chiffre, cet homme fit la remarque : « Oh !
Monsieur, j'oubliais de vous dire que depuis ma chute je saigne de
l'oreille gauche. » Amené par ces paroles à poursuivre l'interroga-
toire, on apprit qu'à midi il marchait sur le pavé, quand sa jambe de
bois glissa, et il tomba pesamment sur le côté gauche. De sa narra-
tion il ressort qu'il était tombé sans connaissance à la suite de
l'accident, et qu'il fut ramassé par un policeman qui le plaça sous
une porte où il resta sans connaissance pendant deux heures. En
revenant à lui, au bout de ce temps, il trouva ses vêtements couverts
du sang qui avait coulé de son oreille gauche. Il parvint cependant
à entrer chez lui et prit le lit ; mais le soir, trouvant son épaule très
douloureuse, il pensa qu'il valait mieux s'adresser à l'hôpital.

A son entrée, le sang s'écoulait encore librement de l'oreille. Il
n'avait qu'une faible douleur, un sentiment de « pesanteur » dans la
tête ; mais il était complètement sourd du côté atteint. Durant les
deux jours suivants, du sang complètement pur s'échappa du méat.
Puis il devint graduellement moins coloré et fut enfin entièrement
remplacé par un liquide pâle et limpide. A un moment, ce liquide
coula en telle quantité, que, si le malade se couchait pour une demi-
heure sur le côté droit, le conduit auditif externe gauche s'emplissait
à déborder.

En somme ce liquide diminua graduellement de quantité et les
dernières traces furent aperçues le dix-huitième jour après l'accident.

Pendant les quatre premiers jours après l'admission, le seul autre
symptôme fut un mal de tête avec pesanteur. Le cinquième jour, on

*observa une paralysie de la portion dure nerveuse, la bouche était tirée
du côté droit ; impossibilité de fermer l'œil gauche.* Peu de temps après
cela, il fut pris d'une douleur aiguë dans la tête qu'il décrivait ainsi :
« Comme si deux marteaux lui battaient le cerveau ». Il avait une
grande fièvre inflammatoire, qui céda aux sangsues et aux évacuants.

Bientôt après que l'écoulement séreux eut cessé, il trouva qu'il
avait en partie recouvré l'ouïe du côté gauche, qui alla s'améliorant
jusqu'à ce qu'il fût complètement guéri, environ un mois après
l'accident.

Au moment de sa sortie, 20 octobre, il n'éprouvait aucune douleur
de tête.

### Observation VII

(Recueillie par M. le Dr BARRETÉ ; publiée par DEMOULIN, *Gaz. Méd.* de Paris, 1888).

Traumatisme du crâne.— Paralysie faciale le quatrième jour après l'accident.
Guérison.

Le dimanche, 21 septembre 1886, entre dix heures et midi,
Mme T... se jette par la portière de son coupé, son cheval s'étant
emporté. Elle tombe dans la rue en roulant sur elle-même. Perte
immédiate de la connaissance. Ecoulement de sang par le nez et
l'oreille gauche.

Une demi-heure après l'accident, vomissements qui se répètent
fréquemment.

Une fois dans son lit, la malade s'agite de temps en temps. Plaintes,
vomissements.

Application de sangsues derrière les oreilles ; potion à l'acétate
d'ammoniaque.

Le soir du 21 septembre, la malade se lève seule sur son séant
pour uriner.

A dix heures du soir, le pouls est fréquent, avec quelques inter-
mittences ; l'agitation persiste.

L'écoulement de sang par le nez et l'oreille gauche cesse, mais
par le conduit auditif s'écoule un liquide séreux.

Mictions assez fréquentes et très abondantes ; par instants, la malade revient un peu à elle. Vessie de glace sur la tête. Pilules d'opium
de 5 centigr.

Pendant la nuit, la malade est très agitée.

Le lendemain 22 septembre, l'agitation dure encore, mais elle est moindre que pendant la nuit. Lavement purga'if. Sangsues derrière les oreilles.

La température est à 37° le soir. L'agitation a presque disparu. L'état général est relativement bon.

Le 24 septembre, état général satisfaisant, température normale. Apparition des règles.

Le 25, même état. *C'est le quatrième jour après l'accident. Apparition d'un très léger degré de paralysie faciale du côté gauche.*

Le 26, un peu plus d'excitation que les jours précédents.

L'écoulement séreux par l'oreille, qui avait succédé à l'écoulement sanguin le soir de l'accident, a cessé. *La paralysie faciale est bien accusée.* Impossible de souffler, de siffler, de fermer l'œil gauche. Dureté de l'ouïe du côté gauche. Ecoulement par le nez de petits caillots brunâtres venant probablement des sinus.

La malade revient à elle, se rappelle l'accident dont elle a été victime. Température normale. Pouls à 60°.

Le 29, température normale. L'état général est bon. Plus d'agitation.

*La paralysie faciale disparut au bout d'un mois.* La dureté de l'ouïe a persisté du côté gauche.


### Observation VIII

Th. Parizot (1866). — Etude sur les paralysies symptomatiques des lésions du nerf facial. — *Traumatisme du crâne.* — *Paralysie faciale tardive* (2 jours après l'accident).

Charles W..., 22 ans, ni scrofuleux, ni syphilitique.

Le 10 février 1866, tombe d'une hauteur de 5 à 6 mètres sur le côté gauche. La tête porte fortement sur la région occipitale-temporale-

Perte de connaissance pendant quelques heures. Ecoulement assez considérable de sang par l'oreille gauche et par la bouche.

Deux jours après apparait une hémiplégie faciale du côté gauche.

Le malade entre le 12 février à Lariboisière, salle Saint-Louis, lit n° 12, service de M. Verneuil.

La paralysie faciale n'offre rien de particulier. Pas de symptômes

du côté du voile du palais ni de la langue. Goût et sensibilité intacts.
Surdité de l'oreille gauche. Bourdonnements.

Le 26 février, la paralysie faciale est améliorée.

Le 5 mars, la paralysie suit toujours une marche décroissante. La
surdité s'améliore. Les bourdonnements ont disparu.

M. Verneuil affirme une fracture du rocher avec lésion du facial
et de l'auditif.

## Observation IX

Paralysie faciale tardive dans une fracture de la base du crâne (service de M. Le
Dentu, 1885). — Observation recueillie par M. Secheyron, interne du service, et publiée par Demoulin (*Gazette Médicale* de Paris, 1888).

X..., employé, était sur un échafaudage lorsqu'il reçut sous le
menton un seau pesant, animé d'une grande vitesse.

Transporté à l'hôpital immédiatement après l'accident (25 décembre 1885).

Coma, stertor à l'entrée. Fracture du maxillaire supérieur gauche.
Ecoulement de sang par l'oreille gauche. Plaies contuses des lèvres
supérieures et inférieures. Division de l'aile gauche du nez.

Suture des plaies au crin de Florence.

Le 26 décembre, lendemain de l'accident, le malade est revenu
à lui.

Plus de douleur. Pas de fièvre. Ecchymose sous-conjonctivale des
deux côtés.

*Le 1er Janvier 1886, cinq jours après l'accident, paralysie faciale
gauche.*

Pas de troubles du côté des organes des sens.

Du 1er au 7 janvier, l'état reste stationnaire.

Le 8, la paralysie n'est pas améliorée.

Le malade sort sans avoir eu d'accidents un mois après son entrée
dans le service. A ce moment, la paralysie faciale est très améliorée,
mais elle persiste encore légèrement.

## Observation X

(Recueillie par DEMEULE, publiée dans la thèse de LE DIBERDER, 1869).

Traumatisme du crâne. — Paralysie faciale sept jours après l'accident.

M... Maximilien, homme de peine, 55 ans, entre le 26 septembre 1869, salle Saint-Augustin, n° 57, service de M. Guérin.

Ce malade, étant ivre, est chassé hors d'une maison et va frapper de la tête contre un mur. Il perd connaissance sur le coup et revient à lui au bout de quelques instants. Il est conduit aussitôt à l'hôpital. Il perd du sang en petite quantité par l'oreille droite : cet écoulement se fait d'une manière continue. Il ne présente aucune plaie à la tête. Sa démarche n'est gênée en rien, il n'y a aucun signe de paralysie des membres.

Le lendemain 27, il coule encore un peu de sang par l'oreille. Le pouls est à 76. L'intelligence est parfaitement nette. Il se plaint de souffrir de la tête, du côté droit surtout. Il éprouve des bourdonnements dans l'oreille droite, l'ouïe est conservée de ce côté aussi bien que de l'autre.

Les douleurs de tête persistent, mais rien de nouveau ne se montre jusqu'au 2 octobre. *Ce jour-là, on remarque que le malade a de la difficulté à fermer l'œil droit.* Le lendemain 3, existe une paralysie générale bien prononcée à droite. Cette paralysie va en augmentant d'intensité jusqu'au 5.

Cet état reste stationnaire pendant les jours suivants. Une compresse placée entre les dents et sur laquelle on exerce des tractions saccadées détermine une douleur assez vive au niveau de la cavité glénoïde. La vision est un peu moins nette de ce côté que de l'autre. Il n'existe aucune gêne dans les mouvements de l'œil, il n'y a pas de diplopie.

## Observation XI

(Recueillie dans le service de M. VERNEUIL, publiée dans la thèse de LE DIBERDER 1869)

Chute sur l'apophyse orbitaire externe. Paralysie faciale tardive

Etudiant, tombé d'une voiture. Contusion au niveau de l'apophyse orbitaire externe du côté droit. Il y avait une douleur vive à la région mastoïdienne.

*Le cinquième jour, survient une paralysie faciale du côté droit qui apparaît brusquement.*

En même temps abolition de la parole. Ecchymose à la région mastoïdienne.

Par émissions sanguines, la parole revint. La paralysie faciale diminue lentement et disparaît.

Un an après, la paralysie faciale du côté droit reparaît avec hémiplégie gauche et convulsions tétaniques. De plus, fièvre intermittente, état cachectique survenu depuis le début des accidents. Iodure de potassium, hydrothérapie.

Amélioration. Rechute.

Le professeur Verneuil pense que le traumatisme, léger en apparence, avait produit une fracture du rocher qui fut le point de départ d'une méningo-encéphalite.

### Observation XII

#### (Th. Simon Iossilevitch 1895)

Traumatisme du crâne et rupture de la membrane du tympan. — Cinq jours après, hémiplégie faciale qui dure quinze jours.

Alexis Ch..., âgé de 32 ans, charpentier, a toujours joui d'une constitution robuste.

Le 22 avril dernier, il est occupé à enlever à l'aide d'un treuil de lourdes pièces de charpente, lorsque le cordage qui suspendait un pesant fardeau vint à se rompre. L'ouvrier fut alors précipité violemment sur le pavé d'une hauteur de 1 mètre 50. Sa chute fut si malheureuse que ses camarades crurent qu'il était tué. Le blessé perdit immédiatement connaissance et ne proféra aucune plainte. Le sang sortait assez abondamment par l'oreille gauche, on ne constata aucun écoulement des narines. On le transporta immédiatement à son domicile et le médecin fut appelé en toute hâte.

Quelques heures après la chute, on constate une assez forte ecchymose au niveau de la région occipitale s'étendant à la partie supérieure de la nuque. La palpation de cette région ne permet pas de constater le moindre enfoncement. L'otorrhagie par l'oreille gauche fut assez abondante pour nécessiter l'application, assez fréquemment renouvelée, d'un linge sur cette région.

On ne constata pas d'ecchymose mastoïdienne, ni en aucun autre point du crâne.

Le malade sortit de cet état comateux au bout de trois heures et réagit aux excitations par quelques mouvements ou en prononçant quelques mots inarticulés ; peu à peu la sensibilité, l'intelligence deviennent moins obtuses, au point que le lendemain le malade commençait à s'intéresser à ce qui se passait autour de lui et à répondre aux questions qu'on lui posait.

Le 23 avril, l'otorrhagie a cessé en partie, mais se reproduit en petite quantité dès que l'on introduit un tampon d'ouate dans l'oreille. Il n'a eu ni vomissements, ni phénomènes paralytiques ou convulsifs. Pouls, 67 palpitations à la minute.

Céphalée surtout en arrière et dans la région temporale gauche ; lourdeur de tête. Bourdonnements d'oreille ; vertige au moindre mouvement. Etat nauséeux.

Le malade ne veut rien prendre, n'urine qu'avec la sonde. Constipation.

Le surlendemain, 24 avril, amené à l'Hôtel-Dieu, salle Saint-Landry, lit n° 21.

Le malade répond assez clairement aux questions qui lui sont posées.

L'otorrhagie a cessé, mais a fait place à un écoulement roussâtre peu abondant qui imbibe les tampons d'ouate introduits dans l'oreille.

L'ecchymose de la région occipitale ne s'est pas modifiée. Pas d'ecchymose mastoïdienne, ni de douleurs dans cette région à la pression. Le blessé affirme n'avoir pas eu d'écoulement par le nez ; le fond du pharynx est de coloration normale. Pas d'ecchymose sous-conjonctivale.

Respiration normale, non accélérée. Pouls : 63 p. par minute, assez fort ; température, 36° 5.

Pas de troubles moteurs ni sensitifs en aucun point du corps, mais céphalée vive dans la moitié gauche de la tête, et au niveau de la nuque.

Le malade entend moins du côté malade que du côté sain ; il ne perçoit le tic-tac d'une montre qu'à la distance de cinq centimètres, de l'autre côté la perception auditive est normale. Les vibrations du diapason appliqué sur le sommet du crâne sont nettement perçues du côté malade ; le blessé entend même mieux que du côté sain ; il lui semble que tout le son sort par l'oreille malade. Ce symptôme indique que l'appareil de transmission est lésé, mais que l'appareil de réception est sain.

L'expérience de Valsalva permet de constater une perforation du tympan, et l'examen direct (avec speculum auris) montre une large déchirure verticale du tympan parallèle au manche du marteau.

Le 25 avril, l'écoulement de sérosité a perdu sa teinte rosée et est devenu presque incolore. Toutefois, il est légèrement opalescent, louche en un mot, plutôt séro-purulent que franchement séreux. Il coule en très faible quantité ; c'est pour ainsi dire un suintement. Cet écoulement n'est pas influencé par les efforts du malade.

*Le 26 avril, légère hémiplégie faciale du côté lésé, plus prononcée le lendemain et les jours suivants.* C'est une hémiplégie flasque avec tous les caractères cliniques de la paralysie faciale d'origine intra-temporale (asymétrie de la face qui est virée du côté sain, impossibilité de fermer la paupière, epiphora, impossibilité de siffler, de souffler et de prononcer les labiales, etc....)

La paralysie, après avoir duré quinze jours, a subi une rétrocession spontanée.

Le tout est rentré dans l'ordre et le malade a quitté l'hôpital amélioré et de son otite et de sa paralysie, se plaignant seulement de vertiges et de lourdeur de tête. Nous avons pris de ses nouvelles, il y a quinze jours, et le malade a déclaré être complètement rétabli.

## Observation XIII

(Th. Simon Iossilevitch 1898).

Rupture traumatique de la membrane du tympan. Paralysie faciale survenant trois jours après. — Guérison.

Louis B..., 5 ans 1|2. Rougeole en janvier dernier, mais en est guéri sans aucune complication.

Le 3 avril dernier, un établi bascula sur l'enfant et vint le frapper sur la région temporale gauche. Il tomba sans connaissance. Ecoulement de sang par l'oreille droite, c'est-à-dire du côté opposé au traumatisme, peu après une épistaxis par les deux narines qui dura une heure et demie, mais pas abondante.

L'enfant est resté sans connaissance pendant deux heures et demie environ. Pendant la nuit, il paraît un peu agité, mais pas de délire, ni de fièvre.

Le lendemain, nous constatons un certain degré d'abattement ; il réagit très bien aux excitations et ne présente aucune trace de paralysie. L'oreille droite et les narines présentent encore les traces d'un écoulement de sang. Gros hématome dans la région temporale gauche ; pas d'enfoncement du crâne à ce niveau. Respiration normale. Pouls régulier, 75 p. à la minute. Pupilles dilatées.

*Le surlendemain, nous constatons l'existence d'un léger degré de paralysie faciale droite,* caractérisée par une asymétrie de la face assez manifeste et par l'impossibilité de fermer les paupières de ce côté. La bouche est déviée du côté sain et l'enfant est gêné pour manger.

Du côté droit, l'enfant n'entend le tic-tac d'une montre qu'à la distance de cinq centimètres.

Le quatrième jour, l'enfant a demandé à se lever et à jouer dans la chambre.

Le sixième jour, il se lève, court dans la chambre, joue avec beaucoup d'entrain, tout en se plaignant un peu de sa tête.

La paralysie faciale n'a commencé à rétrocéder que le vingtième jour ; six semaines après l'accident, elle était à peine perceptible.

Nous n'avons pas revu l'enfant, mais nous avons appris qu'il était guéri et de sa surdité et de son hémiplégie faciale.


## Observation XIV

(Th. Simon Iossilevitch, 1898)

Rupture tympanique à la suite d'un traumatisme.
Otite moyenne et paralysie faciale tardive consécutives

Le nommé K... J..., âgé de 33 ans, bourrelier, entré à l'Hôtel-Dieu, salle Saint-Côme, le 21 mars 1897. Il a fait une chute sur le côté gauche du crâne le 10 mars.

Perte de connaissance ayant duré 4 heures, suivie de douleurs assez intenses dans la tête et de bourdonnements dans l'oreille gauche. A son réveil, il constate que son oreiller était inondé de sang et que cet écoulement venait de l'oreille.

Ne se sentant pas malade, il reprit le lendemain soir son travail, tout en se plaignant d'un certain degré de vertige l'empêchant de marcher vite et de rester longtemps debout.

L'écoulement de sang par l'oreille ne reparut pas, mais fut remplacé le surlendemain par l'issue d'un liquide clair que le malade constata lui-même. Bourdonnements d'oreille persistants. Douleur sourde dans l'oreille gauche, qui, au dire du malade, est toujours restée un peu sourde depuis l'accident.

Le 21 mars, à son entrée à l'hôpital, nous examinons attentivement le blessé, et nous constatons une hémiplégie faciale très nette à gauche, qui l'a décidé à entrer à l'Hôtel-Dieu. Pas de dépression ni d'enfoncement sur la voûte du crâne qui a supporté le traumatisme, mais légère sensibilité au point contus.

*Examen otoscopique.* — Tympan largement déchiré ; on aperçoit le fond de la caisse qui est rouge, congestionné, recouvert d'un léger enduit purulent.

Distance auditive nulle. Le blessé n'entend le diapason que si on l'applique sur la conque auditive ou si on le pose sur le crâne.

Le malade, en quittant l'hôpital au bout de trois semaines, était très amélioré de son otite, qui ne suppurait presque plus, et de son hémiplégie faciale, qui était à peine perceptible. Toutefois il lui est resté un peu de surdité du côté gauche.

# VALEUR SÉMÉIOLOGIQUE DE LA PARALYSIE FACIALE TARDIVE

La paralysie faciale est très fréquente dans les fractures du crâne. Elle a existé 10 fois dans 58 cas de fractures de la base cités par Anna Heer [1] et sur 48 fractures de la base du crâne. Köhler [2] trouve 22 paralysies du facial. Mais il est très important de savoir si l'apparition tardive de la paralysie faciale permet d'affirmer, comme le veut Demoulin, la fracture du rocher.

On ne peut nier l'existence d'une fracture du rocher dans certains traumatismes du crâne qui ont été suivis d'une paralysie faciale tardive ; certaines observations le prouvent, telle l'observation n° III, où l'autopsie a été faite, mais, dans la majorité des observations de paralysie faciale tardive que nous avons pu trouver, les symptômes signalés ne sont pas suffisants pour prouver l'existence d'une fracture du rocher. Dans la majorité des cas, le traumatisme n'a pas été assez considérable : les phénomènes cérébraux n'ont pas été le plus souvent graves et persistants, tous les malades, sauf un, ont guéri ; l'issue précoce de sérosité abondante ne s'est pas manifestée et, dans le cas où la sérosité est mentionnée,

---

[1] Anna Heer. Brun's Beitrage für Klinische chirurgie, 1892.
[2] Köhler. Deutsches Zeitschrift für chirurgie, 1892.

on n'a point prouvé par l'analyse chimique que c'est du liquide céphalo-rachidien ; des ecchymoses sous-conjonctivales et pharyngiennes ne sont point relatées ; l'écoulement de sang par l'oreille, qui est noté presque dans toutes les observations, n'a pas été considérable dans le plus grand nombre de faits.

Pour toutes les raisons que nous venons d'exposer, nous nous demandons si, dans la plupart de ces cas, on n'a point été en présence d'une rupture tympanique indirecte produite par le traumatisme, suivie d'otite et d'inflammation des parois de l'aqueduc de Fallope et de son périoste qui, en augmentant de volume, comprime le nerf et produit la paralysie. Nous exposons cette théorie en détail dans le chapitre concernant la pathogénie.

Duplay admet qu' « un choc extérieur, agissant sur la boîte du crâne, incapable de briser les os, est néanmoins suffisant pour déterminer une solution de la membrane tympanique fortement tendue dans un cadre osseux qui fait suite aux parois crâniennes ».

Le Bail, dans sa thèse de 1873, et Gautier (th. de Paris 1879) rapportent des observations confirmant les idées de M. le professeur Duplay.

Cette rupture indirecte du tympan produite par les traumatismes du crâne a été démontrée par l'examen direct ou par des autopsies dans les observations que nous publions à la fin de ce chapitre.

Maintenant, si nous parcourons les symptômes indiqués dans nos observations, nous en trouvons deux qui auraient pu amener le chirurgien à diagnostiquer une fracture du rocher, ce sont : l'otorrhagie, signalée dans toutes les observations, et l'écoulement d'un liquide séreux relaté dans quelques-unes seulement.

Mais la membrane du tympan et la muqueuse de la caisse

peuvent, en dehors de toute fracture du rocher, fournir un écoulement de sang beaucoup plus abondant qu'on ne le croit généralement. M. S. Duplay rapporte le cas fort instructif d'une jeune fille qui perdit une quantité énorme de sang par l'oreille, consécutivement à une perforation étroite de la membrane, au voisinage du manche du marteau.

Itard a rapporté plusieurs cas d'hémorragies auriculaires consécutives aux traumatismes qui ont pour cause la simple rupture de la muqueuse de la caisse.

De plus, les traumatismes du crâne peuvent produire une fracture de l'apophyse mastoïde sans que le rocher soit touché. L'otorrhagie abondante est l'un des symptômes de cette variété de fracture qui a été étudiée par Boullet [1].

L'otorrhagie, donc, n'est pas un symptôme pathognomonique de la fracture du rocher.

Un autre symptôme des fractures de la base du crâne, c'est l'écoulement, par l'oreille, du liquide céphalo-rachidien, mais il y a d'autres sérosités qui peuvent simuler ce liquide. En effet, le traumatisme peut produire une lésion des cavités du labyrinthe qui donnent issue au liquide de Cotugno. Des faits avec autopsie de Fédé et Hagen l'ont démontré.

Enfin, les épanchements sanguins de l'oreille moyenne peuvent donner lieu à une inflammation de la muqueuse, qui sécrète un liquide séreux qu'on peut prendre facilement pour du liquide céphalo-rachidien. Cette otite séreuse a été bien établie par Ferri, Prescott-Hewett et surtout Duplay.

En résumé, nous sommes convaincu que, dans la plupart de nos observations, la fracture du rocher n'a point existé. Elle paraît pourtant incontestable dans deux observations que nous a communiquées M. Tédenat.

---

[1] Léon Boullet. Essai sur les plaies et fractures de la portion mastoïdienne du temporal. Th. de Paris, 1878.

## Observation XV

(Rapportée par FEDI et consignée dans un mémoire de HAGEN).

Chute sur la tête — Ecoulement de sang et de sérosité par l'oreille droite.
Intégrité du rocher et rupture du tympan prouvées par l'autopsie.

Une mendiante, âgée de 50 ans, tombe sur le pavé. Contusion à l'angle externe de l'œil gauche. Elle se relève, et à partir de ce moment remarque l'écoulement par l'oreille droite d'un liquide séreux rougeâtre dans le premier quart d'heure, puis entièrement limpide. Douleur de tête, surtout à droite et au niveau du point contus.

L'écoulement persiste pendant plus d'un jour, d'une façon continue d'abord, puis intermittente ; il s'arrête au bout de 33 heures trois quarts. Pendant toute la durée de l'écoulement, intégrité complète de toutes les fonctions à l'exception d'une légère obtusion de l'ouïe du côté droit. L'écoulement n'est point augmenté par la toux, et, lors de l'occlusion de l'oreille, il ne se fait pas par la trompe d'Eustache. L'examen du conduit auditif externe et du tympan n'y fait reconnaître aucune lésion... Le matin du troisième jour, le liquide a cessé de couler.

Délire ; augmentation de la douleur de tête ; élévation de la chaleur locale ; accroissement de la surdité du côté droit. Pouls normal.. Saignée de huit onces. Sinapisme aux pieds. Glace sur la tête.

Le soir, pouls à 80 ; élévation de la température ; délire violent ; nausées. Réponses lentes ; céphalalgie ; quatorze sangsues à la région mastoïdienne ; glace ; sinapisme... Somnolence, subdelirium.

Le quatrième jour, au matin, céphalalgie persistante ; nausées ; pouls à 81 ; audition meilleure du côté droit .. Le soir, l'ensemble des symptômes diminue d'intensité ; appétit ; pouls à 65.

A partir de ce moment, l'amélioration progresse rapidement ; le dixième jour, guérison complète...

Trois années plus tard, cette femme qui, pendant cet intervalle, n'avait rien présenté qui pût indiquer l'existence d'une suite fâcheuse de sa blessure, ayant succombé à un cancer du sein, l'autopsie fut faite, et on trouva :

Cerveau et méninges intacts, particulièrement au voisinage du rocher droit ; le point d'entrée du nerf facial ne présente aucune trace de lésion. La membrane du tympan est à sa place normale ; à la partie inférieure du feuillet externe de cette membrane, à peu près dans la direction du diamètre vertical, se trouve une dépression (infossamento) de 0m,005 d'étendue et placée transversalement. A cet endroit, la transparence normale du tympan fait défaut. La membrane offre un aspect blanchâtre, opalin, semblable à celui d'un leucome gris-perle ; les parois de la caisse sont intactes et la caisse elle-même normale.

L'agencement des osselets de l'ouïe est régulier, mais l'inclinaison de l'étrier paraît plus forte que de coutume, surtout si on examine comparativement l'oreille saine.

Au point de jonction de la branche antérieure de l'étrier avec sa base (marchepied) se trouve une fracture non consolidée. L'élévation de la branche antérieure de l'étrier, la dépression de la branche postérieure et l'enfoncement dans la fenêtre ovale de la partie du marchepied à laquelle elle s'unit, en sont la conséquence.

Le tendon du muscle (stapédius) qui s'insère à la tête de l'étrier fait défaut, le muscle lui-même est atrophié. Par l'intermédiaire de la fracture de l'étrier la caisse se trouve en communication avec le vestibule dans lequel on pénètre assez facilement avec une sonde mince.

On ne trouve aucune autre lésion.

### Observation XVI

(Recueillie dans le service de M. S. Duplay. Th. Le Bail).

Chute sur la tête. — Hémorragie abondante par l'oreille gauche.
Perforation du tympan. — Hémiplégie faciale.

Le nommé L..., âgé de 42 ans, charretier, entre à l'Hôpital Beaujon, le 22 juin 1871. Il a fait une chute sur la partie latérale gauche du crâne. Perte de connaissance ; écoulement de sang par l'oreille gauche. Bourdonnements d'oreille sans douleurs.

Six jours après l'accident, écoulement purulent, peu abondant. Six jours plus tard, surdité du côté gauche.

Etat actuel, le 22 mars. 1. Hémiplégie faciale très prononcée à gauche. 2. Perforation de la membrane du tympan.

Au commencement de mai, l'écoulement purulent a cessé complète-. ment; l'hémiplégie faciale n'existe presque plus; l'oreille gauche reste un peu sourde.

## Observation XVII

(Recueillie dans le service de M. S. DUPLAY. Th. LE BAIL)

Chute sur la tête. — Ecoulement de sang par l'oreille gauche.
Perforation du tympan. — Hémiplégie faciale.

Le nommé C..., âgé de 43 ans, tourneur, entre le 21 juillet 1871 à l'hôpital Beaujon. Chute sur la partie latérale gauche du crâne il y a quatre semaines. Perte de connaissance pendant près de deux jours. Hémorragie abondante par le nez et par l'oreille gauche. L'écoulement de sang s'arrête le troisième jour. Pas d'ecchymose sous la conjonctive Pas d'écoulement de liquide séreux par l'oreille. Douleurs de tête spontanées, troubles de la vue, particulièrement à gauche. Bourdonnement d'oreille et surdité du même côté, vertiges et éblouissements. Ecoulement purulent par l'oreille gauche depuis huit jours sans douleurs vives.

L'exploration de l'oreille gauche avec le speculum auris fait découvrir une déchirure de la membrane du tympan.

La commissure labiale droite est légèrement abaissée, l'air s'échappe par cette commissure, quand le malade veut souffler ou siffler; l'orbiculaire des paupières du côté gauche se contracte avec moins d'énergie que celui du côté droit.

Le malade quitte l'hôpital le 9 septembre 1871, et la surdité persistait toujours en 1873.

## Observation XVIII

(Résumé)

(FERRI. Gaz. hebdomadaire, t. I. p. 59)

Giuseppe Vivarelli tomba sur le côté gauche de la tête. Hémorragie par l'oreille du côté frappé qui ne dura pas moins d'une demi-heure. Le sang s'étant arrêté, il commença de sortir de la même oreille un liquide séreux. Cet écoulement dura cent six heures. Le malade quitta, le 21 Juillet 1847, l'hôpital.

Vivarelli étant mort le 28 Septembre 1852, voici ce qu'on trouva à l'autopsie du côté de l'oreille gauche : les méninges n'offraient, ni sur le rocher, ni sur la portion mastoïdienne, aucune trace de lésion violente et la dure-mère y adhérait comme à l'état normal.

Pas de fracture sur l'os temporal. Intégrité du rocher, le tympan présente en bas et très près de la circonférence une cicatrice mesurant 4 millimètres de longueur et 3 millimètres de largeur.

## Observation XIX
(Résumé)
(HOLMES Systeme of surgery, t. II, p. 133)

Chute sur la tête. Plaie sur la partie supérieure et postérieure de la tête. Ecoulement sanguin par l'oreille gauche qui dura deux jours. Le malade meurt le septième jour après l'accident à la suite d'une inflammation du tissu cellulaire épicrânien.

A l'autopsie on trouve : intégrité du rocher, pas de fracture ni lésion quelconque sur le temporal. La membrane du tympan déchirée sur une grande étendue, dans sa partie autéro-inférieure. La muqueuse de l'oreille moyenne est extrêmement vasculaire et recouverte d'une sécrétion muco-purulente.

# PATHOGÉNIE

---

La pathogénie de la paralysie faciale tardive est assez obscure et a donné lieu à un certain nombre de théories que nous allons essayer d'exposer dans ce chapitre.

Comme mécanisme de la paralysie faciale tardive on a invoqué soit la *compression*, soit la *névrite* du facial. La compression peut être produite : 1° par un exsudat sanguin ; 2° par un cal exubérant qui peut plus tard se résorber ; 3° par le périoste de l'aqueduc de Fallope, gonflé à la suite de l'inflammation. La névrite peut quelquefois devenir ascendante et capable d'atteindre le cerveau. [1] La compression par le sang comme la névrite peuvent survenir en dehors de la fracture.

On comprend aisément qu'on ne soit point fixé d'une façon positive sur la pathogénie de cette paralysie, étant donné son pronostic très bénin. Les autopsies sont très rares, l'issue fatale ne survenant presque jamais. En effet, dans une seule des observations que nous avons pu recueillir, l'autopsie a été faite mais très incomplétement au point de vue de la pathogénie. Cette observation est due à Chauvel. Il s'agit d'une fracture du rocher. L'examen du facial fut négatif,

---

[1] Bergmann. Handbuch der pracktische Chirurgie.

aucune névrite n'est constatée ; il n'est point fait mention de l'état de l'aqueduc de Fallope et de son périoste.

Le premier auteur qui a cherché à expliquer la cause de la paralysie faciale tardive, c'est Vérité. D'après lui, la paralysie faciale tardive se voit dans les fractures du rocher et « a un mode de production comparable à celui que l'on a supposé dans la paralysie rhumatismale. Le périoste qui ʲapisse l'aqueduc de Fallope peut s'épaissir par suite d'inflammation et comprimer le nerf. » [1]

Deux ans plus tard, Diberder écrivait : « une paralysie survenant au bout de quelques jours peut être attribuée à la compression par le tissu osseux tuméfié par le travail de réparation de la fracture. »[2]

Jusqu'alors on ne connaissait point de paralysies faciales tardives consécutives aux traumatismes du crâne sans fracture du rocher ; on n'avait point encore observé de paralysie faciale consécutive à l'otite moyenne.

Ce fait a été mis en relief par Deleau, Roche, Trœltch, Tilmann, Charcot, Duplay, etc.; ce dernier enseignait, en 1876, déjà qu'une paralysie faciale qui suit de quelques jours un traumatisme du crâne ne prouve pas toujours une fracture du rocher. Il a indiqué que la paralysie faciale tardive peut être due à une inflammation du nerf lui-même, ayant pour cause l'otite moyenne consécutive à la rupture du tympan pendant le traumatisme.

D'après Duplay, la paralysie faciale tardive est le plus souvent consécutive à l'otite qui suit la rupture tympanique; les conditions anatomiques rendent compte de la facilité avec laquelle l'inflammation se transmet de la muqueuse de la caisse au nerf.

[1] Vérité. De la guérison des fractures du rocher. Th. Paris, 1867.

[2] Le Diberder. Etude sur les signes et le diagnostic des fractures du crâne. Th. de Paris, 1869.

« Le nerf facial dans son trajet à travers l'aqueduc de
Fallope répond à la paroi interne de la caisse ; il est renfermé
dans un canal osseux dont l'épaisseur est toujours extrêmement mince et qui présente très fréquemment des pertuis au
niveau desquels le névrilème est immédiatement en rap-
port avec la muqueuse tympanique. On comprend donc avec
quelle facilité l'inflammation peut se transmettre de l'un à
l'autre.[1] »

Alors, pour qu'il y ait de la paralysie faciale, il faut que le
nerf soit le siège d'une inflammation, il faut qu'il y ait,
autrement dit, de la névrite du facial.

Mais l'observation et l'expérimentation démontrent l'endu-
rance du névrilème entamé difficilement par le pus, et
Demoulin, en discutant dans son mémoire la pathogénie de
la paralysie faciale tardive, conclut que cette paralysie ne peut
pas être due à une névrite. Il écrit à ce sujet :

« La névrite des filets moteurs donne naissance à des
spasmes, à des mouvements convulsifs, à des crampes, enfin
à une contracture plus ou moins prononcée des muscles où
se distribuent les filets affectés. On n'observe rien de semblable dans la paralysie faciale tardive. Le malade que nous
avons observé avait une paralysie flasque ; les muscles paralysés n'ont jamais présenté ni convulsions, ni contractures.
Tout s'est borné à cette impotence fonctionnelle. Nous
n'avons observé aucun trouble trophique. Nous devons ajouter
que, dans la paralysie due à la névrite, il y a abolition des
mouvements réflexes et de la contractilité électrique dans
les premiers jours qui suivent. Enfin l'on voit survenir
généralement l'atrophie rapide des muscles animés par le
nerf atteint de névrite.

Dans la paralysie faciale tardive, au contraire, la guérison

---

[1] Duplay. Traité de Chirurgie.

est la règle. Les muscles reprennent peu à peu leurs fonctions sous l'influence de l'électrisation.

En résumé, la paralysie faciale tardive diffère essentiellement tant au point de vue de ses symptômes qu'au point de
vue de son pronostic des paralysies faciales qui succèdent à
la névrite parenchymateuse du nerf facial.

Il nous est donc impossible d'admettre la névrite parenchymateuse comme lésion pathogénique de la paralysie
faciale tardive. »

Dans toutes les observations de paralysie faciale tardive
que nous avons trouvées, la paralysie a été flasque ; il n'y a
jamais eu ni contractures, ni spasmes, ni atrophies, le pronostic a été presque dans tous les cas d'une bénignité
extrême, il n'y a donc pas eu de névrite parenchymateuse.

Il ne s'ensuit pas que nous trouvons inexacte l'explication
donnée par M. Duplay sur la paralysie faciale tardive, au
contraire, nous sommes plutôt porté, comme nous l'avons
déjà dit dans le chapitre précédent, à croire que dans la
majorité des observations où la paralysie faciale tardive a
été notée, la fracture du rocher n'a point existé ; la paralysie peut s'expliquer par l'otite survenant quelques jours
après la rupture du tympan, c'est-à-dire quelques jours
après le traumatisme crânien qui a produit cette dernière
lésion. Seulement il nous semble plus rationnel d'admettre
que l'otite ne va pas jusqu'à produire l'inflammation du
facial, mais tout simplement une inflammation légère des
parois de l'aqueduc et de son périoste qui, en augmentant
de volume, comprime le nerf et produit la paralysie. A la
rigueur, on peut admettre une inflammation du périnerf,
c'est-à-dire une périnévrite sans altération des fibres ner-
veuses. Dans ce cas, le gonflement du nerf viendrait s'ajouter comme nouvelle cause de compression à la cause extrin-
sèque, c'est-à-dire à la périostite.

En résumé, nous croyons que la paralysie faciale tardive n'a jamais pour cause l'inflammation généralisée du nerf, qu'elle est due toujours à la compression, et que cette compression résulte de la périostite secondaire qui accompagne le travail de réparation de la fracture ou qui suit l'otite moyenne ; enfin la congestion du nerf, en augmentant son volume, peut aussi agir comme une cause adjuvante de compression.

# TRAITEMENT

———

Il existe un traitement préventif de la paralysie faciale tardive et un autre curatif quand cette dernière est établie.

Des lavages antiseptiques et quelques injections astringentes de l'oreille préviendront l'otite ou, du moins, diminueront son intensité, à tel point qu'elle sera incapable de transmettre l'inflammation au périoste de l'aqueduc, et, par conséquent, la paralysie sera prévenue. Il est évident que les injections antiseptiques auront peu d'influence sur la production de la paralysie à la suite du gonflement du périoste dû au travail de consolidation en cas de fracture du rocher.

Si on juge d'après les observations, la paralysie faciale tardive a guéri sans aucun traitement presque dans tous les cas, mais la faradisation est son meilleur traitement, seulement elle doit être employée avec prudence, car, mal appliquée, elle peut être la cause de contractures.

———

# CONCLUSIONS

I. — Les traumatismes du crâne peuvent être suivis de paralysie faciale tardive.

II. — La paralysie faciale tardive a pour cause la compression du nerf facial par le périoste de l'aqueduc de Fallope augmenté de volume.

III. — Le gonflement du périoste (la périostite secondaire) est dû soit au travail de réparation en cas de fracture du rocher, soit à une inflammation propagée de l'oreille moyenne (otite consécutive à la rupture du tympan).

IV. — La paralysie faciale tardive est une paralysie flasque avec pronostic bénin.

V. — Son apparition ne permet pas d'affirmer le diagnostic de fracture du rocher.

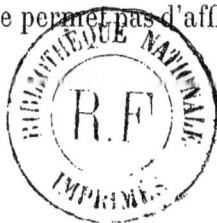

# INDEX BIBLIOGRAPHIQUE

ARAN. — Recherches sur les fractures de la base du crâne. Arch. gén. de méd., 1844.

Anna HEER. — Brun's Beitrage für Klinische chirurgie, 1892.

BERGMANN. — Deutsches Zeitschrift für chirurgie, 1892.

BOULLET. — Essai sur les plaies et fractures de la portion mastoïdienne du temporal. Thèse de Paris, 1878.

CHARCOT. — Sur la paralysie faciale d'origine auriculaire. Le mercredi méd., 1890.

CHAUVEL. — Thèse de Paris, 1866.

DALEINE. — Des paralysies faciales otitiques et de leur traitement chirurgical. Thèse de Paris, 1895.

DEMOULIN. — De la paralysie faciale tardive dans les fractures du rocher. Gazette méd. de Paris, 1888.

DUPLAY. — Valeur séméiologique de l'otorrhagie et de certains symptômes considérés comme pathognomoniques de la fracture du rocher. Le progrès méd., 1876.

DUPLAY et RECLUS. — Traité de chirurgie.

FERRI. — Gaz. hebdomad.

FOUCHER. — De la contracture secondaire des muscles de la face. Thèse de Paris, 1886.

FOLLIN et DUPLAY. — Traité élémentaire de path. externe.

GUILLOT (Maurice). — Des paralysies faciales d'origine pétreuse. Thèse de Paris, 1867.

HAGEN. — Der seröse Ausfluss aus dem aüsseren Ohre nach kopfverletzungen, 1866.

JOSSILEVITCH (Simon). — Les écoulements par l'oreille et la paralysie faciale dans les traumatismes du crâne. Thèse de Paris, 1898.

ITARD. — Traité des maladies de l'oreille et de l'audition.

LE BAIL. — Valeur séméiologique de l'otorrhagie traumatique. Thèse de Paris, 1873.

LE DIBERDER. — Etude sur les signes et le diagnostic des fractures du crâne. Th. de Paris, 1869.

VÉRITÉ. — De la guérison des fractures du rocher. Th. de Paris, 1867.

KOEHLER. — Deutsches Zeitschrift für Chirurgie, 1892.

# SERMENT

___

En présence des Maîtres de cette Ecole, de mes chers Condisciples et devant l'effigie d'Hippocrate, je promets et je jure, au nom de l'Être Suprême, d'être fidèle aux lois de l'honneur et de la probité dans l'exercice de la Médecine. Je donnerai mes soins gratuits à l'indigent et n'exigerai jamais un salaire au-dessus de mon travail. Admis dans l'intérieur des maisons, mes yeux ne verront pas ce qui s'y passe ; ma langue taira les secrets qui me seront confiés et mon état ne servira pas à corrompre les mœurs ni à favoriser le crime.

Respectueux et reconnaissant envers mes maîtres, je rendrai à leurs enfants l'instruction que j'ai reçue de leurs pères.

Que les hommes m'accordent leur estime si je suis fidèle à mes promesses.

Que je sois couvert d'opprobre et méprisé de mes confrères si j'y manque.

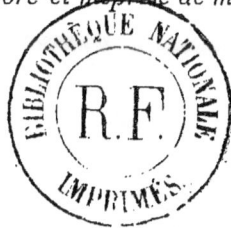

___

118